BEI GRIN MACHT SICH IHR WISSEN BEZAHLT

AF138321

- Wir veröffentlichen Ihre Hausarbeit,
  Bachelor- und Masterarbeit

- Ihr eigenes eBook und Buch -
  weltweit in allen wichtigen Shops

- Verdienen Sie an jedem Verkauf

Jetzt bei www.GRIN.com hochladen und kostenlos publizieren

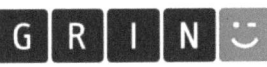

Präventives Stressmanagement in den öffentlichen Apotheken in Deutschland

Inwiefern kann Stressmanagement im Rahmen des BGM die Gesundheit der Apothekenmitarbeiter erhalten und fördern?

Sabina Schwab

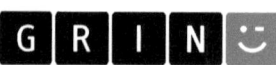

Bibliografische Information der Deutschen Nationalbibliothek:

Die Deutsche Nationalbibliothek verzeichnet diese Publikation in der Deutschen Nationalbibliografie; detaillierte bibliografische Daten sind im Internet über http://dnb.d-nb.de abrufbar.

ISBN: 9783389046227
Dieses Buch ist auch als E-Book erhältlich.

Druck und Bindung: Books on Demand GmbH, Norderstedt Germany
Gedruckt auf säurefreiem Papier aus verantwortungsvollen Quellen

Das vorliegende Werk wurde sorgfältig erarbeitet. Dennoch übernehmen Autoren und Verlag für die Richtigkeit von Angaben, Hinweisen, Links und Ratschlägen sowie eventuelle Druckfehler keine Haftung.

Das Buch bei GRIN: https://www.grin.com/document/1490573

Hochschule Fresenius

Fachbereich onlineplus

Studiengang: Management im Gesundheitswesen

Projektbericht

Präventives Stressmanagement

in den öffentlichen Apotheken in Deutschland

Sabina Schwab

Modul: Corporate Health

Abgabedatum: 22.12.2023

Inhaltsverzeichnis

Abkürzungsverzeichnis

AMG	Arzneimittelgesetz
AMNOG	Arzneimittelneuordnungsgesetz
ApBetrO	Apothekenbetriebsordnung
ApoG	Apothekengesetz
ArbSchG	Arbeitsschutzgesetz
BApO	Bundes-Apothekerordnung
BGF	Betriebliche Gesundheitsförderung
BGM	Betriebliches Gesundheitsmanagement
BSM	Betriebliches Stressmanagement
DAZ	Deutsche ApothekerZeitung
GF	Gesundheitsförderung
WHO	World Health Organization

1 Einleitung

Nachdem in den vergangenen Jahrzehnten die berufsbedingte, körperliche Arbeitsgefährdung besonders mithilfe des im Jahr 1996 erlassenen Arbeitsschutzgesetzes (ArbSchG) in den Unternehmen minimiert werden konnten, gilt das Augenmerk immer mehr der psychischen Gesundheit der arbeitenden Bevölkerung, da die steigende psychische Belastung, oft als Stress genannt, in der Arbeitswelt an Bedeutung gewinnt. Die Gesundheit der Arbeitenden ist zu schützen, zu erhalten und zu fördern, was mit dem Gesundheitsschutzgesetz im Rahmen des ArbSchG geregelt ist. Es liegt nahe, dass besonders im Hinblick auf die zunehmende Demografie Gesundheit eine wichtige und rare Ressource ist, welche zu erhalten und zu fördern es in allen Lebensbereichen gilt, wozu bereits 1986 in Ottawa-Charta appelliert wurde. Beruf und Arbeitsbereich bilden einen der bedeutendsten Lebensbereiche des menschlichen Lebens.

Nicht selten ist die öffentliche Apotheke in Deutschland eine der ersten Anlaufstellen in Stressfragen. Doch während das Apothekenpersonal ihrer Kundschaft bei der Stressbewältigung zur Seite steht, soll im Folgenden untersucht werden, wie es sich mit dem Stressmanagement für das Personal im Apothekenbetrieb verhält. Denn Stressquellen wie Personalmangel, stehende Arbeit, negative Situationen mit Kundschaft oder im Team, persönliche Probleme, fehlende Pause, usw. gehören nicht selten zum Apothekenalltag. Gesetzlich festgelegte Rahmenbedingungen für die Arbeitssicherheit reduzieren zwar die Arbeitsrisiken, jedoch verursacht der „gefühlte" Dauerstress psychische und physische bzw. psychosomatische Beschwerden bis Krankheiten, was sich auf die Arbeitsleistung und das Betriebsklima auswirkt. Es erscheint sinnvoll, über den gesetzlichen Arbeitsschutz hinaus, dem Stress möglichst früh bzw. noch vor seiner Entstehung entgegenzuwirken, um die Gesundheit der Mitarbeitenden zu erhalten und zu fördern. Die Gesundheit der Mitarbeitenden wirkt sich auf deren Zufriedenheit, damit die Arbeitsleistung und das Betriebsklima aus. Gesundes Personal dagegen bringt mit sich Motivations- und Leistungssteigerung, weniger Krankmeldungen, höhere Erfolgsquoten für das Unternehmen und ist somit gewinnbringen für die Apotheke. Die Gestaltung des präventiven Stressmanagement im Rahmen der BGM und dessen Integration in das Apothekenbetrieb soll hier untersucht bzw. erarbeitet werden. Folgende Forschungsfrage wird hergeleitet: Inwiefern kann Stressmanagement im Rahmen des BGM die Gesundheit der Apothekenmitarbeiter erhalten und fördern?

Da auf den Themengebieten wie Stress, Gesundheit und BGM zunehmend geforscht wird, steht eine relativ große Auswahl an Literatur zur Verfügung. Zur Gesundheit in der Arbeitswelt widmen ihre sämtlichen Bücher bspw. die im Folgenden zitierten Autoren wie Rudow (2011, „Die gesunde Arbeit. Arbeitsgestaltung, Arbeitsorganisation und Personalführung") und Lauterbach (2008/2, „Gesundheitscoaching. Strategien und Methoden für Fitness und Lebensbalance im Beruf"). In DeutscheApothekerZeitung (DAZ) erschien online ein Artikel zum BGM in den Apotheken von

Schäfer (2009) mit dem Titel „Betriebliches Gesundheitsmanagement für die Apotheke". Hier wird die Problematik des fehlenden BGM in den Apotheken als Kleinbetriebe beleuchtet, denn als Experten in Gesundheitsfragen, wurde diese Zielgruppe bei der Entwicklung von Angeboten zur Gesundheitsförderung nicht weiter beachtet. Schließlich entsteht 2021 von Dikta das Buch mit dem Titel „Stressmanagement in der Apotheke: Gesund und zufrieden den Berufsalltag meistern", in welchem explizit die Stresssituation im Apothekenalltag behandelt wird. Die physiologischen Aspekte der Emotionen, ob Stress oder Glück, werden in Büchern wie „Gedanken als Medizin" von Täuber (2020) oder „Glücksgefühle. Wie Glück im Gehirn entsteht" von Kessler (2017) behandelt. Der Inhalt kann aufschlussreich für die Selbstregulierung aufgefasst werden.

Für die Ausarbeitung vorliegender Ergebnisse, wurden thematisch relevanten Daten durch die Literaturrecherche erhoben und qualitativ ausgewertet. In dem Literaturverzeichnis sind sowohl die primären als auch die sekundären Quellen aufgeführt. Die Übersicht wird mit Hilfe der deduktiven Gliederung verschafft. Zur sprachlichen Vereinfachung und besseren Lesbarkeit wird für die personenbezogenen Substantive die männliche als geschlechtsneutrale Form verwendet. Unter den Apotheken sind ausschließlich die öffentlichen Apotheken in Deutschland zu verstehen, den Krankenhaus- oder Versandapotheken andere Strukturen aufweisen.

Zunächst wird im Kapitel 2 der Begriff der Gesundheit für den Rahmen dieser Arbeit definiert und erläutert. Im Kapitel 3 wird der Begriff Stress aus den für die Arbeit relevanten Blickwinkeln betrachtet. Die Folgen für die Gesundheit werden in ihrem Ansatz beleuchtet. Auf die Beschreibung der Krankheiten und ihrer Entstehung wird verzichtet, da diese für die Beantwortung der Forschungsfrage wenig von Bedeutung sind. Zur Identifizierung der möglichen Stressquellen in der Apotheke wird im Kapitel 4 die Arbeitsanalyse durchgeführt, wobei es deutlich wurde, dass das Stressempfinden vor allem von der persönlichen Resilienz abhängt. Stress wird hier als negativer, krankmachender Faktor festgehalten. Folglich werden im Kapitel 5 unter Stressmanagement mögliche stresspräventive Strategien betrachtet, wobei besonders die (zwischen-) menschlichen Aspekte im Fokus stehen. Die Ergebnisse der Untersuchung werden im Resümee zur Beantwortung der Forschungsfrage zusammengefasst.

2 Gesundheit

Vor der eigentlichen Analyse des Forschungsgegenstandes ist es von Bedeutung, den Begriff „Gesundheit" zu definieren, da Definitionen in der vorhandenen Literatur uneindeutig und unterschiedlich sind. Diese Divergenz kann einerseits auf die Perspektive und individuelle Ansichtsweisen zurückgeführt werden, andererseits kann die entwicklungsbedingte Begriffswandlung eine Ursache sein. Nach Lauterbach (2008/2) hängt das Verständnis für Gesundheit von den individuellen Motiven, Wünschen und Gefühlen ab. Die individuellen Gesundheitsproduktion, -

konstruktion und -organisation werden unter sozialen Aspekten von kulturellen, gesellschaftspolitischen und ökologischen Kontexten beeinflusst (Franzkowiak & Hurrelmann, 2022). Im Jahr 1948 wurde von WHO (World Health Organization) eine allgemeine Definition formuliert, welche als Grundlage für die Ottawa Charta[1] gilt:

„Gesundheit ist der Zustand[2] des vollständigen körperlichen, geistigen und sozialen Wohlbefindens und nicht nur das Freisein von Krankheit und Gebrechen. Das Erreichen des höchstmöglichen Gesundheitsniveaus ist eines der Grundrechte jedes Menschen, ohne Unterschied der ethnischen Zugehörigkeit, der Religion, der politischen Überzeugung, der wirtschaftlichen oder sozialen Stellung." (DocCheckFlexikon, 2019).

Diese Definition[3] umfasst körperliche, seelisch-geistige und soziale Anteile, die sich in allen Dimensionen des täglichen Lebens wechselseitig beeinflussen und damit von besonderer Bedeutung für die Gesundheitsförderung sind (Franzkowiak & Hurrelmann, 2022).

Weitere für die vorliegende Arbeit interessanten nach Franzkowiak & Hurrelmann (2022) formulierten Definitionen sind:

> ➤ Idealzustand mit Wohlbefinden ohne körperliche, psychische und soziale Störung

> ➤ Leistungsfähigkeit zur Erfüllung von gesellschaftlichen Anforderungen

Lauterbach (2008/2) spricht im Hinblick auf die Gesundheit von einem lebenslang bewusst zu gestaltendem Prozess.

Zusammengefasst für den Rahmen der vorliegenden Arbeit ist unter der Gesundheit nicht „nur" das Fehlen von Krankheiten, sondern der veränderbare bzw. beeinflussbare menschlichen Zustand oder Lebensprozess zu verstehen, wie oben mithilfe der zitierten Definitionen beleuchtet.

Im Berufsleben ist Gesundheit von großer Bedeutung, da davon die Leistungsfähigkeit und Werte wie Arbeitsfreude und Motivation abhängen, was wiederrum den Erfolg des Unternehmens beeinflusst. Fehlen die Mitarbeiter aus psychischen oder physischen Krankheitsgründen, entstehen Kosten bzw. Umsatzeinbüßen für das Unternehmen, was besonders für kleinere Unternehmen wie Apotheken schwerwiegende Folgen haben kann. In unserem Informations- und Dienstleistungszeitalter mit überwiegend geistigen oder informatorischen und sozialen Arbeiten nehmen entsprechende Belastungen zu (Rudow, 2011), welche, in Abhängigkeit von der individuellen Resilienz des Mitarbeitenden, Unwohlbefinden bis hin zu Krankheitsmanifestierung hervorrufen

---

[1] Ottawa Charta: Jahr 1986 formulierte Dokument zur GF (WHO Europa, 1986).
[2] Engl.: state. Demnach ist der „Zustand" als ein dynamisches Stadium, als ein lebensgeschichtlich und alltäglich immer neu reguliertes Potenzial, als eine beständige und aktiv herzustellende Balance im Spannungsfeld zwischen Ressourcen und Belastungen zu verstehen. (Franzkowiak & Hurrelmann, 2022).
[3] Engl.: principles. In der WHO-Formulierung wird von Grundsätzen gesprochen (Franzkowiak & Hurrelmann, 2022).

können. Als Antwort darauf gewinnt gesunde Arbeit immer mehr an Bedeutung und ist ein Teil des BGM.

Zur betrieblichen Gesundheitsförderung, einer wesentlichen Aufgabe des BGM, gehören im Sinne der Ottawa Charta[4] neben Gesundheitserhaltung auch -förderung und -entwicklung der Mitarbeiter am Arbeitsplatz. Nach Ottawa Charta zielt die Gesundheitsförderung auf einen Prozess, allen Menschen ein höheres Maß an Selbstbestimmung über ihre Gesundheit zu ermöglichen und sie hiermit zur Stärkung ihrer Gesundheit zu befähigen. Des Weiteren unterstützt Gesundheitsförderung die Entwicklung von Persönlichkeit und sozialen Fähigkeiten durch Information, gesundheitsbezogene Bildung sowie die Verbesserung sozialer Kompetenzen und lebenspraktischer Fertigkeiten, wodurch den Menschen mehr Einfluss auf ihre eigene Gesundheit und ihre Lebenswelt ermöglicht werden soll. (WHO, 1986).

3 Stress

Was unter dem Begriff Stress zu verstehen ist und welche Bedeutung dieser für die Gesundheit hat, soll in diesem Kapitel geklärt werden. In der Gesundheitsberichterstattung des Bundes vom Dezember 2023 wird Stress mittels der Definitionen der Website wissen.de erläutert. Demnach ist Stress ein kurzzeitiger oder anhaltender (Rudow, 2011) Zustand der Alarmbereitschaft des Organismus, der sich auf eine erhöhte Leistungsbereitschaft einstellt und kann durch körperliche und seelische Reize (Stressoren) wie Wärme/Kälte, Lärm, Verletzungen etc. und Probleme in der Partnerschaft, Überforderung im Beruf, Verlust eines geliebten Menschen etc. ausgelöst werden. Obwohl dem Stress sowohl positive (Eustress) als auch negative (Distress) Bedeutungen zugesprochen werden, wird der Begriff überwiegend im letzteren Sinne verwendet. (wissen.de, o. J.). Zu Eustress können Emotionen wie Freude oder Erfolgserlebnisse zählen. Zu Distress gehören Angst, Ärger, Wut, Schulgefühl, Leistungsdruck, Trauer, Traurigkeit, Depression, Frustration etc.

Im Falle von Eustress kann die Leistungsfähigkeit zumindest kurzfristig steigen. Negativer Distress wirkt auf die Person belastend. Beispiele für die entsprechenden Reaktionsemotionen sind in der *Tabelle 1* gelistet. Nach Rudow (2011) ist unter Angst die subjektive Wahrnehmung und Bewertung der (Arbeits-) Situation als bedrohlich zu verstehen. Täuber (2020) bezeichnet Strass als Platzhalter für Angst, welche sich dahinter verbirgt. Angst kann in Zustands- (temporär) und

---

[4] Für das Ziel „Gesundheit für alle" wurde im Jahr 1986 bei der ersten Internationalen Konferenz zur Gesundheitsförderung in Ottawa die sogenannte Ottawa Charta verabschiedet, wonach die Gesundheitsförderung ein Prozess sei, allen Menschen ein höheres Maß an Selbstbestimmung über ihre Gesundheit zu ermöglichen (WHO, 1986).

Dispositionsangst (dauerhaft) unterteilt werden. Bei der Dispositionsangst handelt es sich um die Persönlichkeitseigenschaft, womit sich die Person wiederholt durch Stress belastet fühlt. (Rudow, 2011). Diese Tatsache zeigt, wie individuell die Stressempfindung ist und von der Persönlichkeit bzw. der persönlichen Resilienz abhängt. In der Arbeitswelt gehört Distress zur Befindensbeeinträchtigung des Mitarbeitenden, was negativ die Leistungsfähigkeit beeinflussen kann.

Der Organismus unterscheidet nicht zwischen Eustress und Distress, sondern versucht, sich den Stressfaktoren anzupassen, indem er die Aktivität des Stoffwechsels und des vegetativen Nervensystems erhöht und vermehrt Hormone ausschüttet. Selye beschreibt die körperliche Anpassungsreaktion[5] auf Stress in 3 Phasen:

1. **Alarmreaktionsphase** > Vermehrte Ausschüttung von Hormonen der Nebennierenrinde wie Cortisol und des Nebennierenmarks wie Adrenalin und Noradrenalin, wodurch Blutzuckerspiegel, Herzschlag, Blutdruck und Durchblutung steigen.

2. **Widerstandsphase** > Organismus versucht, sich an den Stressor[6] anzupassen. Widerstandsfähigkeit gegenüber anderen Stressoren lässt dabei nach, wobei es zur Schwächung des Immunsystems und damit der Abwehrbereitschaft gegenüber Krankheiten kommen kann.

3. **Erschöpfungsphase** > Bei dauerhaftem Stress kann es zu organischen (Anpassungs-) Erkrankungen kommen wie z. B. Magengeschwüren, Bluthochdruck, Herzinfarkt (wissen.de, o. J.), Blutzucker und andere psychosomatische Beschwerden. Auch chronische Ermüdung, psychische Sättigung bis hin zu Burnout und sogar Suizid gehören dazu.

Die durch psychische Belastungen hervorgerufenen Prozesse im Organismus werden bspw. nach Täuber (2020) im Gehirn gesteuert, wobei die Vorgänge im Gehirn, welche in Abhängigkeit von der individuellen Resilienz, durch die eigenen Gedanken (bewusst und unbewusst) ausgelöst werden. Der Impuls der Angst in Verbindung mit Stress wird im Gehirn gespeichert und kann künftig bereits durch einen Gedanken an die Stressquelle wieder ausgelöst werden. Bei häufigem Erleben positioniert sich die Angst in den unbewussten Ebenen wie das Unterbewusstsein oder vegetatives Nervensystem. Es manifestieren sich entsprechende Denk-, Fühl- und Verhaltensmuster. Über das Kleinhirn wirken sich die Psychischen Belastungen auf die Aktivität der Muskeln aus, welche ihrerseits über das Muskelgedächtnis verfügen und die Stresserfahrungen ebenfalls abspeichern. Die inneren Organe sind mit dem vegetativen Nervensystem verbunden, wodurch diese bzw. ihre glatte Muskulatur vom Stress mitbelastet werden. (Täuber, 2020).

Das vegetative Nervensystem besteht aus zwei in ihrer Wirkung antagonistische Teile: Sympathikus für Anspannung und Parasympathikus für Entspannung (Martin, Lehle & Ilg, 2010). Be-

---

[5] Auch Adaptionssyndrom genannt (wissen.de, o. J.).
[6] Stressauslösende Faktoren, Belastungen, Beanspruchungen, sowohl privat als auch beruflich.

kommt das Gehirn einen Stresssignal in Form von einer tatsächlichen Situation oder einem (Er-innerungs-) Gedanken, wird der Sympathikus aktiviert. Dabei werden die Hormone Adrenalin, Noradrenalin und der Stresshormon Kortisol produziert und in den Blutkreislauf abgegeben. Im Gehirn bewirkt Noradrenalin erhöhte Konzentration. (Täuber, 2020). Dies entspricht der oben be-schriebenen Alarmreaktionsphase. Kortisol führt zum Blutzuckeranstieg als Energielieferung und entfaltet im Gehirn beruhigende Wirkung, sodass bei Sättigung der Rezeptoren bzw. Entspan-nung die Produktion eingestellt wird. (Täuber, 2020).

Sind die beiden Systemteile Sympathikus und Parasympathikus in Balance, regenerieren sich der Körper und die Psyche i. d. R. selbst, wozu die Fähigkeiten bereits in der Kindheit gelernt werden (Täuber, 2020). Wird überwiegend der Sympathikus aktiviert z. B. bei Dauerstress ent-stehen die stressbedingten Krankheiten, was über die Widerstandsphase in der Erschöpfungs-phase der Fall ist. So werden die sinnvollen Wirkungen bei kurzfristiger Aktivierung der o. g. Hor-mone erst bei langfristiger Einwirkung zu psychischen bzw. psychosomatischen Belastungen.

Zusammenfassend wird folgendes Beispiel herangezogen: ein Mitarbeiter mit etwas schwäche-ren Resilienz und ängstlichen Persönlichkeit fühlt sich belastet durch die Stressquellen am Ar-beitsplatz, z. B. wird gemobbt von den Kollegen oder ist überfordert von seiner Aufgabe. Die Angst wird mehrfach erlebt und entwickelt sich zur chronischen Anspannung am Arbeitsplatz. Er befindet sich im Stresszustand (Sympathikus aktiviert) mehrere Stunden auf dem Arbeitsplatz. Außerhalb wird der Stresszustand allein durch die Gedanken an die Arbeit ausgelöst, sodass das Leben der Person permanentem Stress, mit entsprechenden Folgen, ausgesetzt ist. Zur Fest-stellung der möglichen Stressquellen in einer öffentlichen Apotheke wird im folgenden Kapitel der Betriebsablauf analysiert.

4 Stressquellen

Unter den Stressquellen sind hier alle Belastungsfaktoren am Arbeitsplatz zu verstehen, denn jede Belastungsart kann Hindernispotenzial für die Arbeitsqualität ergeben und trägt somit Stress-faktor in sich.

Die Apothekentätigkeiten sind für alle Apothekenberufe in den Gesetzestexten wie Bundes-Apo-thekerordnung (BapO), Apothekenbetriebsordnung (ApBetrO), Apothekengesetz (ApoG) und Arzneimittelgesetz (AMG) geregelt. Die ApBetrO gibt die Vorschriften zu den Berufsbildern (Aufgaben und Pflichten) und zu dem ordnungsgemäßen Apothekenbetrieb an, wofür der Apotheken-leiter[7] die Verantwortung trägt. (Schwab, 2020). Eingeschränkte Handlungs- und Entscheidungs-spielraum (Autonomie) stellen potenzielle psychische Belastung dar.

Das für die Öffentlichkeit sichtbare Aufgabenfeld liegt im vorderen Apothekenbereich, dem soge-nannten OTC-Bereich, auch Offizin genannt, wo die Belieferung mit Arzneimitteln und anderen Apothekenprodukten stattfindet. (Schwab, 2020). Dieser Bereich befindet sich meist in der Ein-gangsnähe und die Apotheken sind meist von der öffentlichen Straße direkt erreichbar. Umge-bungsbedingungen wie Lärm und Schadstoffe des Verkehrs, Kälte oder Hitze stellen Belastungen durch Arbeitsumwelt dar.

Die Belieferung der Kunden bedarf Aufklärung und Beratung durch das dazu befähigte pharma-zeutische Apothekenpersonal. In der Beratung hat der Apotheker somit Einfluss auf den Kunden. Seine Aufgabe ist, ein richtiges, passendes Mittel für den jeweiligen Patienten zu bestimmen und somit die Verantwortung über seine Gesundheit zu übernehmen. (Schwab, 2020). Verantwortung für die Gesundheit der Kunden und im weiteren Sinne der Gesellschaft, aber auch die Entschei-dungslast stellen Verantwortungs- und Rechtfertigungsdruck und damit psychische Belastung dar. Für die Beratung der Apothekenkunden, nämlich oft schwer kranke und psychisch sensible Patienten, sind Komponenten, wie Vertrauen, Sympathie und Empathie aber auch sachlich-fach-lichen Kompetenzen von großer Bedeutung. Gleichzeitig müssen die ökonomischen Vorgaben, wie bspw. Rabattverträge, erfüllt, eingehalten und Gewinne erwirtschaftet werden. Diese Aspekte im Apothekenbetrieb zu vereinbaren, kann für das pharmazeutische Personal eine ethische Her-ausforderung darstellen als Kaufmann oder als Heilberufler zu handeln (Heide, 2019) und folglich zur psychischen Belastung werden.

Ausführliche und fachlich korrekte Beratung ist zu jedem abzugebenden Medikament verpflich-tend, was selbstverständlich für die alltäglichen Verkäufe ist. Jedoch kommen auch seltene Krankheitsbilder vor, zu welchen die Kenntnisse beim Personal eventuell nicht ausreichend sind. Informationsmangel oder aufzunehmende Informationsdichte können psychische belastend sein.

Die Beratung und die Arzneimittelherstellung im Labor, was ebenfalls zu den Aufgaben des phar-mazeutischen Personals gehört, findet im Stehen statt. Handelt es sich um die Hauptaufgaben des Mitarbeiters, kann es sich um stundenlanges Stehen handeln. Anhaltendes Stehen stellt eine physische Belastung dar.

Das Labor ist meist ein relativ kleiner Raum mit künstlicher, oft grellen, Beleuchtung. Hier wird mit Wirkstoffen und Substanzen gearbeitet, welche teilweise gesundheitsschädliche Wirkungen aufweisen. Schädliche Wirkung der Substanzen, die Laborgröße und die Beleuchtung stellen eine

---

[7] Ein Apothekenleiter kann sowohl der Apothekenbesitzer als auch ein Angestellter sein.

weitere Belastung durch Arbeitsumwelt dar. Außerdem wirken die potenzielle Unfallgefahr und damit verbundenen Folgen psychisch belastend.

Zum Apothekenalltag gehört neben der Beratung und der Arzneimittelherstellung auch die wirtschaftlichen bzw. kaufmännischen Aufgaben. Diese Abläufe finden überwiegend im Hintergrund statt. In größeren Apothekenbetrieben werden diese von zusätzlichem nicht-pharmazeutischem Personal durchgeführt. Die Prozesse sind recht umfangreich und laufen i. d. R. parallel ab, was Multitaskingfähigkeiten erfordert (Dikta, 2021). (Schwab, 2020). Dauernde Unterbrechungen beeinträchtigen die Aufmerksamkeit, erzeugen das Gefühl des Zeitdrucks und der psychischen Belastung.

Die nach §3 ApBetrO ausreichende Zahl an pharmazeutischem Personal sollte vorhanden sein. Es kann jedoch bspw. zu den Stoßzeiten oder bei gehäuften Krankheitsfällen ein Mangel an Ressourcen, zeitlichen und personellen, entstehen. (Dikta, 2021). Arbeitstempo, -umfang und damit die -schwierigkeit steigen, Leistungsnormen und Arbeitsstunden werden überschritten, Pausenzeiten dagegen unterschritten. Fehler können entstehen. Es handelt sich um Belastung durch Arbeitsaufgaben und Organisation.

Neben den vorgegebenen fachlichen Kompetenzen unterliegt das pharmazeutische Apothekenpersonal den Verantwortungsgrundsätzen und ethischen Leitgedanken, welche in „Code of Ethics for Pharmacists" festgehalten sind. Neben den in Mehrzahl vorhandenen patientenbezogenen Gedanken gilt ein Punkt der vertrauensvollen und ethisch korrekten Zusammenarbeit mit Kollegen und Vertretern anderer Gesundheitsberufen. (Metzger, 2004). Ein Verstoß gegen das Berufsethos wird in einem Berufsgericht behandelt. Zum Berufsethos gehört, sich innerhalb und außerhalb der beruflichen Tätigkeit als achtungs- und vertrauenswürdig zu erweisen. (Gornig, 2017, S. 168). Diese Verpflichtung kann zwar einigen psychosozialen Problemen wie Konflikte im Team entgegenwirken, aber auch psychisch belastend sowohl im beruflichen als auch im privaten Leben wirken. Möglich sind die (zwischen-) menschliche Konflikte dennoch und sie erzeugen psychische Belastung, welche sich auf das gesamte Team- bzw. Betriebsklima auswirken kann. Gründe dafür sind bspw. Konkurrenz am Arbeitspatz unter den Kollegen, kulturelle und Altersunterschiede, etc.

Es ist zu betonen, dass der Stressausmaß der genannten Stressquellen nicht primär von der Stressquellen, sondern von der betroffenen Persönlichkeit abhängt. Für Personen mit starker Resilienz werden die meisten der Stressquellen nicht als belastend empfunden oder ergeben in Abhängigkeit von vorhandenen Kompetenzen eine konstruktive Herausforderung mit Wachstumspotenzial. Für eine wenig autonome Person kann bspw. die klare Regelung entspannend wirken. Im Rahmen dieser Arbeit werden jedoch die negativen Aspekte der Stressquellen in Fokus gestellt. Besonders bei der Einwirkung mehrerer Stressquellen tritt die Ermüdung schneller ein und stellt eine zusätzliche Belastung dar.

Wie den Stressquellen im betrieblichen Rahmen entgegengewirkt und dadurch die Gesundheit gefördert werden kann, wird im betrieblichen Stressmanagement (BSM) untersucht und erarbeitet.

5 Stressmanagement

In der Betriebsablaufanalyse konnte gezeigt werden, dass öffentliche Apotheken trotzt ihrer gesundheitlichen Ausrichtung unfrei von belastenden Faktoren sind. Die Stressquellen haben zunächst unterschiedlichen Charakter und Ursprung, auf Dauer jedoch können sie sowohl psychische als auch physische Beschwerden bei den belastenden Mitarbeitern auslösen. Alle Teilbereiche des BGM haben die Gestaltung der optimalen Bedingungen für die Gesundheit der Mitarbeiter, zusammenfassend als gesunde Arbeit bezeichnet, zum Ziel. Nach Ottawa Charta sind Füreinander Sorge zu tragen, Ganzheitlichkeit und ökologisches Denken die Kernelemente bei der Entwicklung von Strategien zur Gesundheitsförderung (WHO, 1986), was die Stressprävention beinhaltet. Da Stress die Gesundheit beeinflusst, steht dieser und das Entgegenwirken den Stressquellen beim Stressmanagement im Fokus. Die betriebsüblichen Sicherheitsvorkehrungen und Arbeitsbedingungen gemäß den entsprechenden Gesetzestexten werden hier vorausgesetzt und stehen nicht im Fokus dieser Arbeit.

Trotz der Eigenverantwortung des Mitarbeiters für die eigene Gesundheit, liegt ein enormes Interesse daran zur Vermeidung der Fehlzeiten und Produktivitätsoptimierung beim Unternehmen. Diese Tatsache beding die Einführung des BGM. Welche stresspräventiven Maßnahmen in der Apotheke ergriffen werden können, wird in den beiden folgenden Unterkapiteln erarbeitet. Unter dem BSM (Bereich des BGM) wird auf die allgemeinen Aspekte und Möglichkeiten eingegangen. Auf Grund der Tatsache, dass Stresseinwirkung bzw. -empfinden individuellen, pesönlichkeitsabhängigen Charakter hat, werden unter dem individuellen Stressmanagement Möglichkeiten erarbeitet, die Mitarbeiter einzeln und individuell zu betrachten und entsprechend individuellen Stressmanagement zu gestalten.

5.1 Stresspräventive Arbeitsgestaltung

Arbeitsgestaltung im Sinne des BGM ist wesentlich für das Wohlbefinden der Mitarbeiter. Gesundheitsbegriff der WHO betont die Verankerung von „well-being" in allen Dimensionen des täglichen Lebens, was das Vorhandensein positiver Grundvoraussetzungen auch auf dem Arbeitsplatz erfordert (Franzkowiak & Hurrelmann, 2022). Die Arbeits- und Umgebungsbedingungen sind im Rahmen der Verhältnisprävention gesundheitsstabilisierend und -förderlich zu gestalten. Diese sind nach Schäfer (2009) in den Apotheken über das Qualitätsmanagementsystem integriert. Dazu gehören Handlungskonzepte wie: Anforderungsprofil, Informations-, Kommunikations- und Kooperationsstil; Basics des Arbeitsschutzes in Apotheken; Praxisreflexion und Planung erster eigener Schritte; Psychische Gesundheit, Stressbewältigung und Fitness. (Schäfer, 2009).

Für die Durchsetzung jeglicher Maßnahmen ist die Akzeptanz dieser durch die Mitarbeiter unabdingbar (Dikta, 2021). Die im Betrieb (vor-) gelebte gesundheitsfördernde Unternehmenshaltung bzw. -philosophie können das der Mitarbeiter wecken und die Akzeptanz positiv beeinflussen.

Zur Förderung Gesundheitsbewusstsein, welches gleichzeitig Stressvermeidung inkludiert, sollten die Mitarbeiter auf verschiedenen möglichen Wegen wie (Gesundheits-) Coaching, Schulungen, Weiter- und Fortbildungen, Supervision, Teambesprechungen, Vorträge, etc. regelmäßig sensibilisiert werden. Es kann sich um folgende Themen handeln:

➢ Gesundheitsaufklärung wie gesunder Lebensstil, darunter Ernährung und Bewegung. Zur Integrierung können bspw. Betriebsausflüge sportlich gestaltet werden statt Essen in der Pizzeria.

➢ Diversity Management zur Wertschätzung der Unterschiede wie Herkunft, Alter, Geschlecht, Religion, Behinderung, sexuelle Orientierung, sozialen Status (Dikta, 2021).

➢ Stressbewältigungsstrategien zur Stressvermeidung und -bewältigung, Zeitmanagement, Entspannung im Arbeitsalltag, Farben- und Lichtlehre, etc.

➢ Sinnhaftigkeit der Tätigkeit vermitteln und aufrechterhalten, da das Bewusstsein über die Ziele und Wichtigkeit der Arbeit.

➢ Erweiterung der Kompetenzen zur Vermeidung der Überforderung durch die Arbeitstätigkeit (Dikta, 2021).

➢ Konfliktmanagement und andere soziale Aspekte, die das Teamgeist fördern.

Wissenserweiterung in den genannten und noch vielen weiteren Bereichen erweitert die Handlungskompetenzen[8] der Mitarbeiter und steigert als Folge die Stressresistenz. Erfolgreiche Einbringung der Informationen in den Arbeitsalltag, sowohl Arbeitsgestaltung als auch -abläufe, ist von Bedeutung für die Mitarbeiterzufriedenheit ist.

5.2 Stresspräventive Interaktion

Besonders in Unternehmen wie Apotheke, wo die Mitarbeiter permanent im Kontakt zu Kunden, Kollegen, Ärzte und Arzneimittellieferanten, sind Zufriedenheit und Wohlbefinden der Mitarbeiter

---

[8] Handlungskompetenz beinhaltet kognitive, emotional-motivationale, volitive und soziale Aspekte menschlichen Handelns in der Arbeit (Skript).

ist entscheidend für Betriebsklima. Dies hat nicht nur Einfluss auf das Team, sondern auch auf die Kundenbindung, den die meist sensible Apothekenkundschaft einer einladenden, vertrauensvollen und sicheren Atmosphäre bedarf. Somit ist die soziale Interaktion in der Apotheke ausschlaggebend für den Betriebserfolg.

Da die Apothekenabläufe, -ziele und -aufgaben per Gesetz für alle Mitarbeiter definiert und vorgegeben sind, kann von konstruktiver Zusammenarbeit und gemeinsamen Verantwortungsgefühl ausgegangen werden. Auch Berufsethik, zum Wohle der Gesellschaft zu handeln, verlangt dem Apothekenpersonal einen respekt- und vertrauensvollen Umgang miteinander wie bei der Arbeit so auch außerhalb, wie unter Stressquellen beschrieben. Als Folge kann eine starke Teamkohäsion vermutet werden. Kohäsion positiver Gefühle steigert den Teamgeist und den Zusammenhalt. Kommt es dennoch zu negativen Emotionen z. B. durch Überforderung, Missverständnisse oder Konkurrenz, haben diese entsprechenden Einfluss auf die Mitmenschen. Es entsteht negative Interaktion bis hin zu Konflikten. Andauernde, ungelöste Konflikte wirken psychisch belastend und sollten deshalb frühzeitig erkannt, abgebaut und vorgebeugt werden.

Aneignung von Skills zum konstruktiven Konfliktmanagement ist zwar sinnvoll für die Mitarbeiter, gehört jedoch zu den Aufgaben der Führungskräfte. Lüderitz (2023) fasst folgende 5 Schritte für die Führungskräfte, die in den krisen- oder stressbehafteten Situationen angewendet werden können:

1. Situationsanalyse mit kühlem Kopf

2. Schnelle Kommunikation mit dem Chef und dem Team aufnehmen. Das Team emotional „abholen" und einbeziehen. Ehrlich und transparent sein.

3. Organisation der nächsten Schritte vorbereiten: Kommunikations- und Entscheidungswege, Schutzmaßnahmen, Aufklärung der Mitarbeiter, etc.

4. Individuelle Kommunikation um die persönlichen Belange, Sorgen und Potenziale der Mitarbeiter. Möglichst nach „Mitarbeiter-Typ „. Personal sensibilisieren und stärken.

5. Motivierende Kommunikation: Gründe für die sinkende Motivation zu erkennen und anzugehen, die bisherigen Erfolge (auch Misserfolge) würdigen.

Bei den Schritten fällt die Relevanz der Kommunikation auf. Diese gehört nicht nur zu den Führungskraftkompetenzen, sondern nach Pellny, Schmelcher & Beinlich (2014) zu den Führungspflichten. Bei der Führung handelt es sich um bewusste und zielgerichtete Einflussnahme auf den Geführten nämlich das Personal und dessen Verhalten. Personalführung (Kompetenzen und Stil) ist folglich maßgeblich für die Teamarbeit und Gesundheit der Mitarbeiter. (Rudow, 2011). Zu den Erfolgsstrategien der Kommunikation gehören konstruktive Feedbacks und aktives Zuhören. (Pellny et. al., 2014).

Die Kommunikation kann nach dem Eisbergmodell auf Sach- (ca. 20%) und Beziehungsebenen (ca. 80%) verstanden werden. Auf der Sachebene findet die Kommunikation bewusst, sichtbar oder verbal und i. d. R. kontrolliert statt. Auf der Beziehungsebene erfolgt die Kommunikation dagegen nonverbal, unsichtbar, unbewusst oder vorbewusst bspw. durch Körpersprache, Blickkontakt oder -art, Tonfall, was meistens von der Person nicht wahrgenommen oder kontrolliert werden kann. Hierbei handelt es sich um Gefühle, auch verdrängte. Dieser Aspekt spielt bedeutende Rolle bei der Glaubhaftigkeit der Aussagen, besonders in der Kommunikation zwischen den Führungskräften und den Mitarbeitenden. Denn unterscheiden oder gar widersprechen sich die Botschaften der beiden Ebenen, kann dies ein Unwohlbefinden beim Botschaftsempfänger hervorrufen.

Nach dem Eisbergmodell sind die nonverbalen Emotionen auf der Beziehungsebene für das Team von wesentlich größerer Bedeutung als die verbalen Informationen auf der Sachebenen. Demnach kann z. B. ein verängstigter Vorgesetzter seinen Mitarbeitern allein mit Worten eher wenig Mut zusprechen und keine Sicherheit vermitteln. Der verängstigte Vorgesetzte, um beim Beispiel zu bleiben, mit hoher Wahrscheinlichkeit weiter stressbedingte Aspekte auf, da Angst im Körper den Stressmodus aktiviert, wie im Kapitel 3 Beschrieben. Stressgefühl breitet sich auf die anderen aus.

Es wird deutlich, wie wichtig für das Unternehmen eine gesunde und glückliche Führungskraft ist. Dieser Zustand ist für jede einzelne Person anstrebenswert, was im folgenden Unterkapitel thematisiert wird.

5.3 Stresspräventives Selbstmanagement

Wie anfangs beschrieben sind das Stressempfinden und die gesundheitliche Antwort des Körpers darauf individuell. Sie hängen von vielen persönlichen Faktoren des Mitarbeiters ab. Die persönlichen Faktoren können in äußere (wie Persönliches Umfeld und damit verbundene Umstände) und innere (wie Genetik oder bereits in der Kindheit gelernte Reaktionsstrategien) unterteilt werden. Zur optimalen und effizienten Stressprävention sollten die individuellen Aspekte der Person analysiert werden. In der individuellen Personalanalyse können bspw. folgende Kompetenzen untersucht werden:

> ➢ Berufsbezogene Handlungskompetenzen

> ➢ Selbstorganisationsfähigkeiten[9] und Stresspräventives Selbstmanagement

---

[9] Selbstorganisationsfähigkeit: Art und Weise, wie eine Person ihr Wissen, Fähigkeiten und Fertigkeiten sowie Personenmerkmale bewusst zur Erreichung von Arbeitszielen einsetzt (Skript)

> ➤ Verhalten und Erleben in sozialen Strukturen

> ➤ Verhalten in Stresssituationen

> ➤ Sozialkompetenz und Kooperationsfähigkeiten

Im Rahmen der Verhaltensprävention können auch die Einstellungen des Mitarbeiters aufschlussreich für seine individuelle Personalanalyse sein. Des Weiteren können die Einstellungen Einblick auf die Denkweisen gewähren. Gedanken haben Einfluss auf Emotionen bzw. sie beeinflussen sich gegenseitig und sind mit dem Hormonhaushalt eng verbunden, welche wiederrum das Stress- oder Glücksempfinden und damit verbundene Verhalten bedingen. Zusammengefasst hängt das Stressverhalten von den eigenen Gedanken ab, welche den Körper krank machen und auch heilen können (Täuber, 2020). Positive Emotionen wie Freude, Zufriedenheit, Lust, Glück, etc. bedingen das Wohlbefinden und damit die Gesundheit einer Person. In der Arbeitswelt kann die Übereinstimmung der Leistungsvoraussetzungen und die Arbeitsanforderungen (Skript) die positiven Emotionen hervorrufen, was das Ziel der humanen und gesunden Arbeitsgestaltung darstellt. Auch persönliche Charaktereigenschaften wie Optimismus und Humor bedingen die positiven Emotionen. Selbstvertrauen erzeugt Sicherheit, welche der Angst und damit dem Stress entgegenwirkt.

Neurobiologisch gesehen steuern Gedanken und Emotionen die Hormone. Als Stresshormone wurden bereits Adrenalin, Noradrenalin und Cortisol genannt. Zu dem Wohlbefinden tragen die „positiven" Hormonen bzw. Neurotransmitter wie Dopamin, Serotonin, Oxytocin und Acetylcholin bei. Dopamin ist das „Glückshormon". Es beschleunigt die Gedankengänge, erhöht die Entscheidungsfähigkeit, steigert den Antrieb und die Lust. (Kessler, 2017). Zusammen mit Oxytocin kann die emotionale Bindung erzeugt werden, auch zum Arbeitgeber bei entsprechenden Führungsverhalten (Skript). Oxytocin ist zuständig für Vertrauen und Bindung, weshalb es als „Kuschel- oder Sozialhormon" bezeichnet wird (Kessler, 2017) und ist somit auch für die Teamfähigkeit wichtig. Serotonin wirkt beruhigend auf das NS und kann als angstlösender „Antistresshormon" bezeichnet werden (Kessler, 2017; Täuber, 2020). Er ist verantwortlich für die Grundstimmung. Acetylcholin aktiviert die Muskulatur und ist außer für die Bewegung auch für das Gedächtnis zuständig. (Kessler, 2017).

Der Hormonhaushalt und die Hormonregulierung sind individuell und können (den eigenen Willen vorausgesetzt) durch eigene Gedanken, Emotionen, Lebensweise, Ernährung und Bewegung, aber auch soziales Umfeld wie Arbeitsplatz positiv gestaltet werden. Eine Führungskraft kann dazu beitragen z. B. durch Wissensvermittlung oder andere Möglichkeiten in der Arbeitsgestaltung und -interaktion. So lösen bspw. Lob, Anerkennung, Motivation, u. ä. gewisse Glückshormone aus. Jedoch auch hier ist eine individuelle Herangehensweise geboten, denn Personen mit einem niedrigen Selbstwertgefühl können Misstrauen fassen und im schlimmsten Fall wird das

Gegenteil erreicht. Flexibilität im Führungsstil und Empathie der Führungskraft sind dabei erforderlich. Zum emotionalen Wohlbefinden sollte auch die Aufgabenverteilung individuell nach Stärken, Schwächen, Motivations- und Belastungspotenzial der Mitarbeiter gestaltet werden.

6 Resümee

Zusammenfassend lässt sich resümieren, dass Stress sowohl im Alltag als auch im Körper zum Leben dazu gehört und, solange entsprechende Balance durch Entspannung und/oder Steigerung der Stressresilienz z. B. durch Sport hergestellt wird, kann der Stress positive und konstruktive Auswirkungen auf das Leben einer Person haben. Die Fähigkeit, diese Balance zu erhalten bzw. wieder herzustellen, kann auf verschiedenen Wegen erlernt bzw. beeinflusst werden. Die Forschungsfrage, inwiefern Stressmanagement im Rahmen des BGM die Gesundheit der Apothekenmitarbeiter erhalten und fördern kann, wird zunächst positiv beantworten. Es konnte vor allem am Sympathikus und Parasympathikus gezeigt werden, welche physiologischen Vorgänge der Stress (negativ und positiv) im Körper auslöst und wie wichtig die Balance im System ist. Andauernder Stress führt zur Dysbalance führt zur Entwicklung psychischer und physischer Beschwerden bis hin zur Manifestierung der Krankheiten des Magen-Darm-Traktes, Herz-Kreislaufsystems, u. a. Folglich kann Stressprävention die Krankheitsentstehung vorbeugen und sogar die Gesundheit fördern. Es konnte gezeigt werden, dass die öffentlichen Apotheken trotz ihrem Gesundheitsbezug, einige organisationale und personelle Stressquellen aufweisen. Jedoch, nach der Stressdefinierung, sind die sogenannten Stressquellen gewisse Situationen, die bei den Mitarbeitern Stressempfindungen auslösen können. Erst das individuelle Empfinden macht die Situation belastend und stressend. I. d. R. liegt dem die Angst zu Grunde und ist in den Persönlichkeitseigenschaften verankert.

Zur Stressprävention wurden einige Möglichkeiten betrachtet, Stressmanagement als Teilbereich des BGM in den Apothekenbetrieb zu integrieren. Die Arbeitsabläufe- und teilweise die -gestaltung in der Apotheke sind gesetzlich und im Qualitätsmanagement geregelt. Deshalb wurde bzgl. der Arbeitsgestaltung als Möglichkeit der äußeren Einwirkung auf die Mitarbeiter vor allem die Sensibilisierung des Personals durch die Wissensvermittlung in den Fokus gestellt, denn durch Wissenszuwachs erweitern sich die Kompetenzen der Mitarbeiter in verschiedenen Lebensbereichen. Die zwischenmenschliche Interaktion, welche ebenfalls unter dem Berufsethos steht, ist wesentlich für das Teamklima, besonders durch den Einfluss der Führungskraft. Der Einfluss findet durch die Kommunikationswege, welche nach dem Eisberg-Model erörtert. Es wurde verdeutlicht, wie wichtig die Emotionen sind und wie dadurch die Mitarbeiter einander beeinflussen. Schließlich behandelt das Selbstmanagement bzw. das individuelle Stressmanagement, wie die

Vorgänge im Körper durch die Gedanken, Denkmuster und damit verbundene Emotionen, beeinflusst werden. Einige zum Wohlbefinden beitragende Hormone wurden zur Verdeutlichung herangezogen. Dieser Aspekt der gedanklichen Selbststeuerung betont die Relevanz der individuell auf den Mitarbeiter zugeschnittenen Stressmanagements und Entwicklung des persönlichen Selbstmanagements. Zeigen sich die Mitarbeiter bzgl. der Maßnahmen einverstanden, interessiert und motiviert, hat der Stressmanagement positiven Einfluss sowohl auf sämtliche Facetten des Arbeitslebens der Mitarbeiter als auch deren Privatleben. Aneignung effektiver Stressmanagementqualifikationen kann positive Persönlichkeitsveränderungen bewirken. Der Wille des Mitarbeiters ist somit entscheidend für den Erfolg des Stressmanagements.

Rückblickend auf die Literatur, fällt durchaus auf, dass bzgl. der Gesundheitsförderung und des Stressmanagements in den Apotheken relativ wenig geforscht wird. Die Apotheken zählen zwar immer noch zu den Gesundheitsstätten, sind aber seit geraumer Zeit wirtschaftliche Unternehmen mit den entsprechend üblichen Faktoren der Gewinnorientierung, Konkurrenz, Personalmangel, etc., welche pharmazeutische und gesundheitliche Produkte verkaufen. Diese „Produkte" auferlegen gewisse Pflichten auf das pharmazeutische Personal, die mit der Wirtschaftlichkeit im Konflikt stehen können, was eine zusätzliche Belastung darstellt. Folglich liegt der Ausblick in der Forschung nach Möglichkeiten und Maßnahmen, den Betrieb der öffentlichen Apotheke strojspräventiv zu gestalten.

7 Literaturverzeichnis

Anderegg-Wirth, E. & Rehmann-Sutter, C. (2008) „Gibt es eine pharmazeutische Ethik?", PharmaJournal 06, März 2008, S. 12-16

BApO (2019) Bundes-Apothekerordnung, zuletzt geändert am 15.08.2019, Verfügbar unter: https://www.gesetze-im-internet.de/bapo/

Dikta, T. (2021) „Stressmanagement in der Apotheke: Gesund und zufrieden den Berufsalltag meistern", ISBN 978-3-7741-1544-6

DocCheckFlexikon (2019) „Gesundheit", verfügbar unter: https://flexikon.doccheck.com/de/Gesundheit#:~:text=Die%20WHO%20definierte%201948%20Gesundheit,Freisein%20von%20Krankheit%20und%20Gebrechen.

Franzkowiak, P. & Hurrelmann, K. (2022) „Gesundheit", In: Bundeszentrale für gesundheitliche Aufklärung (BZgA) (Hrsg.). Leitbegriffe der Gesundheitsförderung und Prävention. Glossar zu Konzepten, Strategien und Methoden, Verfügbar unter: https://doi.org/10.17623/BZGA:Q4-i023-1.0

GBE (2023) „Gesundheitsberichterstattung des Bundes", verfügbar unter: https://www.gbe-bund.de/gbe/ergebnisse.prc_tab?fid=8612&suchstring=stress&query_id=&sprache=D&fund_typ=DEF&methode=2&vt=1&verwandte=1&page_ret=0&seite=&p_lfd_nr=2&p_news=&p_sprachkz=D&p_uid=gast&p_aid=88474560&hlp_nr=3&p_janein=J#SEARCH=%2522stress%2522

Gornig, G. (2017) APOTHEKENRECHT Stand: 15. Dezember 2017, Verfügbar unter: https://www.uni-marburg.de/fb01/pharmarecht/zq/studium/material/wise2017-18/aporecht/aporecht.pdf

Heide, R, (2019) *„Ethik in der Apotheke"*, Essentials, Springer Fachmedien Wiesbaden GmbH, ISBN 978-3-658-26483-3

Kessler, C. (2017) „Glücksgefühle: Wie Glück im Gehirn entsteht und andere erstaunliche Erkenntnisse der Hirnforschung", ISBN 978-3-641-19519-9

Lauterbach, M. (2008/1) „Einführung in das systemische Gesundheitscoaching", Erste Auflage, Carl-Auer-Systeme, Heidelberg, ISBN: 978-3-89670-659-1

Lauterbach, M. (2008/2) „Gesundheitscoaching. Strategien und Methoden für Fitness und Lebensbalance im Beruf", Zweite Auflage, Carl-Auer-Verlag, Heidelberg, ISBN: 978-3-89670-497-9

Lüderitz, H. (2023) „Diese 5 Schritte braucht jeder Chef beim Krisenmanagement", The young professional, verfügbar unter: https://theyoungprofessional.de/5-schritte-braucht-jeder-chef-beim-krisenmanagement

Martin, J., Lehle, P. & Ilg, W. (2010) „Fertigarzneimittelkunde", 8. Auflage, Wissenschaftliche Verlagsgesellschaft mbH Stuttgart, ISBN: 978-3-8047-2537-9

Metzger, J. M. (2004) „Berufsbild des Apothekers", ISBN 3-7741-1024-7

Pellny, M., Schmelcher, J., Beinlich, A. (2014), „Führungskompetenz. Was wirklich wichtig ist.", ISBN 978-3-89578-448-4

Rebscher, H. & Kaufmann, S. (2013) „Versorgungsmanagement – Eine methodische und praktische Herausforderung für die Akteure des Gesundheitswesens – Eine Einführung" aus „Versorgungsmanagement in Gesundheitssystemen.", verfügbar unter: file:///C:/Users/Sabin/Downloads/Managed%20Care%20n%20Care%20Management.pdf

Rudow, B. (2011) „Die gesunde Arbeit. Arbeitsgestaltung, Arbeitsorganisation und Personalführung", 2. Auflage, Oldenbourg Wissenschaftsverlag GmbH, SBN 978-3-486-58482-0

Schäfer, C. (2009) „Betriebliches Gesundheitsmanagement für die Apotheke", DAZ 2009, Nr. 33, S. 53, verfügbar unter: https://www.deutsche-apotheker-zeitung.de/daz-az/2009/daz-33-2009/betriebliches-gesundheitsmanagement-fuer-die-apotheke

Schmid, E., Weatherly, J. N., Meyer-Lutterloh, K., Seiler, R., Lägel, R. (2008) „Patien-ten-coaching, Gesundheitscoaching, Case Management. Methoden im Gesund-heitsmanagement von morgen", ISBN: 978-3-939069-29-4, eBook ISBN: 978-3-95466-182-4

Schwab, S. (2020) "Ethik in der Pharmazie", verfügbar unter: file:///F:/1.%20onlineplus/Erledigt/HA%20WU%20Ethik%20in%20der%20Pharmazie.pdf

Täuber, M. (2020) „Gedanken als Medizin. Wie Sie mit Erkenntnissen der Hirnforschung die mentale Selbstheilung aktivieren", Goldegg Verlag, ISBN: 978-3-99060-152-5

WHO Europa (1986) "Ottawa-Charta zur Gesundheitsförderung", verfügbar unter: file:///C:/Users/Sabin/Downloads/ottawa-charta.pdf

Wissen.de (o. J.) „Stress", verfügbar unter: https://www.wissen.de/search/all?keyword=stress

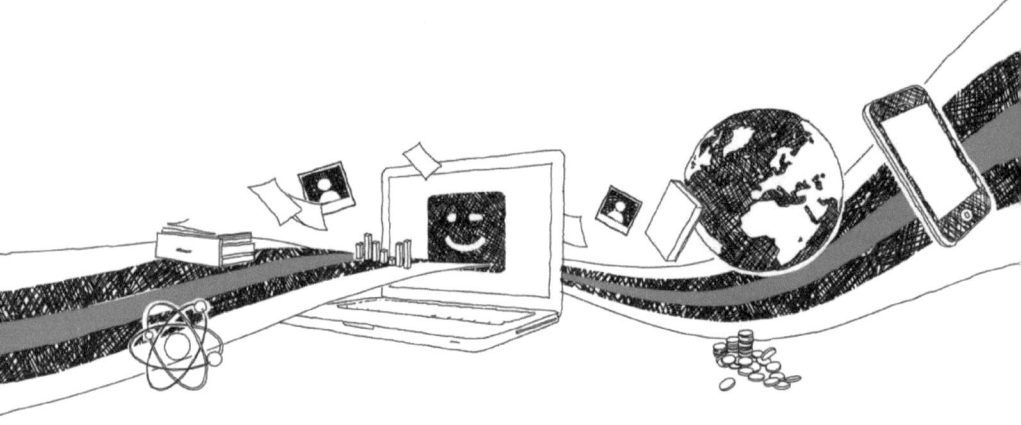
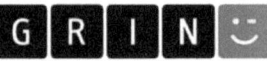